《脊柱伤病1000个为什么》丛书 | 总主编　韦以宗

第十二分册

青年妇女腰胯痛

30 个为什么

主编　田新宇　杨书生

U0273275

中国中医药出版社
·北京·

图书在版编目（CIP）数据

青年妇女腰胯痛 30 个为什么 / 田新宇，杨书生主编 . —北京：中国中医药出版社，2019.6
（脊柱伤病 1000 个为什么）
ISBN 978 – 7 – 5132 – 5491 – 5

Ⅰ . ①青…　Ⅱ . ①田…②杨…　Ⅲ . ①脊柱病 – 防治 – 问题解答　Ⅳ . ① R681.5–44

中国版本图书馆 CIP 数据核字（2019）第 040565 号

中国中医药出版社出版

北京经济技术开发区科创十三街 31 号院二区 8 号楼
邮政编码　100176
传真　010-64405750
廊坊市晶艺印务有限公司印刷
各地新华书店经销

开本 880×1230　1/32　印张 1.75　字数 27 千字
2019 年 6 月第 1 版　　2019 年 6 月第 1 次印刷
书号　ISBN 978 – 7 – 5132 – 5491 – 5

定价　20.00 元
网址　www.cptcm.com

社 长 热 线　010–64405720
购 书 热 线　010–89535836
维 权 打 假　010–64405753

微信服务号　**zgzyycbs**
微商城网址　**https://kdt.im/LIdUGr**
官 方 微 博　**http://e.weibo.com/cptcm**
天猫旗舰店网址　**https://zgzyycbs.tmall.com**

如有印装质量问题请与本社出版部联系（010-64405510）

《脊柱伤病1000个为什么》丛书
编委会

第十二分册
《青年妇女腰胯痛30个为什么》
编委会

　　《脊柱伤病1000个为什么》是一套科普作品，向大众普及人体脊柱解剖结构、运动功能、运动力学知识及常见脊柱伤病的病因病理和诊断治疗、功能锻炼、预防养生的基本知识，共15分册，即《脊柱解剖名词120个为什么》《脊柱运动与运动力学100个为什么》《脊椎错位是百病之源70个为什么》《脊椎骨折80个为什么》《颈椎病86个为什么》《椎间盘突出84个为什么》《胸背痛30个为什么》《青少年脊柱侧弯64个为什么》《腰椎管狭窄症54个为什么》《腰椎滑脱48个为什么》《下腰痛30个为什么》《青年妇女腰胯痛30个为什么》《脊椎骨质疏松54个为什么》《脊柱保健练功100个为什么》《脊柱食疗保健50个为什么》。

　　2016年10月25日，中共中央国务院发布《健康中国2030规划纲要》指出："大力发展中医非药物疗法，使其在常见病、多发病和慢性病防治中发挥独特作用。""到2030年，

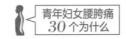
中医药在治未病中的主导作用……得到充分发挥。"①

新版《中华人民共和国职业大典》新增的专业——中医整脊科，正是以"调曲复位为主要技术"的非药物疗法。该学科对人类脊柱运动力学的研究，揭示的脊柱后天自然系统，将在防治脊柱常见病、多发病和慢性病以及治未病中起到独特作用和主导作用。

一、脊柱与健康

当前，颈腰病已严重威胁人类的健康，世界卫生组织已将颈椎病列为十大危害人类健康之首。据有关资料表明，颈腰病年发病率占 30%。在老年人疾病中，颈腰病占 43%，并波及青少年。据调查，有 18.8% 的青少年颈椎生理曲度消失、活动功能障碍。

脊柱可以说是人体生命中枢之一，它包括了人体两大系统，即骨骼系统的中轴支架和脊髓神经系统。除外自身疾病，人体的器官（除大脑之外）几乎都受脊髓神经系统的支配。所以，美国脊骨神经医学会研究证明，人体有 108 种疾病是脊椎错位继发。

---

① 《中国中医药报》2017 年 8 月 7 日发表的"中医整脊学：人类脊柱研究对健康的独特作用"。

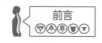
当今，危及人类生命的肿瘤与癌症，一般多认为是免疫功能障碍所致。中医学将人类的免疫功能称为"阳气"，"阳气者，若天与日，失其所，则折寿而不彰"（《素问·生气通天论》）。而位于脊柱的督脉总督阳经，是"阳脉之海"（《十四经发挥》）。可见，脊柱损伤，不仅自身病变，而且骨关节错位，导致脊神经紊乱而诱发诸多疾病。脊椎移位，督脉受阻，阳气不彰（免疫功能下降），可导致危及生命的病症。因此，脊柱的健康也是人体的健康。

二、中医整脊学对人类脊柱的研究

中医对人体生命健康的认知，是"道法自然""天人合一"的，对脊柱的认识是整体的、系统的、动态的。伟大的科学家钱学森说过："系统的理论是现代科学理论里一个非常主要的部分，是现代科学的一个重要组成部分。而中医理论又恰恰与系统论完全融合在一起。"系统论的核心思想是整体观念。钱学森所指的中医系统论，不仅仅局限在人体的系统论，更重要的是天人合一的自然整体观。

系统在空间、时间、功能、结构过程中，没有外界特定干预，这个系统是"自然组织系统"，又称"自组织系统"。人体生命科学的基本概念是"稳定的联系构成系统的结构，保障系统的有序性"。美国生理学家 Cannon 称为生命的稳态系统，即人体是处在不断变化的外环境中，机体为了保证细胞代谢的正常进行，必须要求机体内部有一个相对稳定的内环境。人类脊柱稳态整体观，表现在遗传基因决定的脊柱骨关节系统、脊髓脊神经系统和附着在脊柱的肌肉韧带系统的有序性。

我们将遗传基因决定形成的系统，称为"脊柱先天自然系统"，即"先天之炁"。如果说，脊柱先天自然系统是四足哺乳动物共同特征的话，中医整脊学对人类脊柱的研究，则揭示了人类特有的"脊柱后天自然系统"，即"后天之气"。

中医整脊学研究证明，人类新生儿脊柱与四足哺乳动物脊柱是一个样的，即没有颈椎和腰椎向前的弯曲。当儿童 6 个多月坐立后，出现腰椎向前的弯曲（以下简称"腰曲"）；当 1 周岁左右站立行走后，颈椎向前的弯曲（以下简称"颈曲"）形成。颈曲和腰曲形成至发育成熟，使人类的脊柱矢状面具备 4 个弯曲——颈曲、胸曲、腰曲和骶曲。这四个弯曲决定了附着脊柱的肌肉韧带的序列，椎管的宽度，脊神经的走向，脊柱的运动功能，乃至脏腑的位置，这是解剖生理的基础。特别是腰曲和颈曲，是人类站立行走后功能决定形态的后天脊柱自然系统组成部分。中医整脊学称之为"椎曲论"，即颈腰椎曲是解剖生理的基础、病因病理的表现、诊断的依据、治疗的目标和疗效评定的标准，是中医整脊科的核心理论之一。

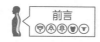

中医整脊学对人类脊柱研究发现另一个后天自然系统，是脊柱四维弯曲体圆运动规律。人类站立在地球上，脊柱无论从冠状面或矢状面都有一中轴线——圆心线。颈椎前有左右各一的斜角肌，后有左右各一的肩胛提肌和斜方肌；腰椎前有左右各一的腰大肌，后有左右各一的竖脊肌。这四维肌肉力量维持脊柱圆运动，维持系统的整体稳态。

由于系统是关联性、有序性和整体性的，对于脊柱整体而言，腰椎是结构力学、运动力学的基础。腰椎一旦侧弯，下段胸椎反向侧弯，上段胸椎又转向侧弯，颈椎也反侧弯；同样，腰曲消失，颈曲也变小，如此维持中轴平衡。

中医整脊学研究人类脊柱发现的脊柱后天自然系统，还表现在脊柱圆筒枢纽的运动力学，以及脊柱轮廓平行四边形平衡理论上。脊柱的运动是肌肉带动头颅、胸廓和骨盆三大圆筒，通过四个枢纽关节带动椎体小圆筒产生运动的。脊柱轮廓矢状面构成一个平行四边形几何图像，从而维持其系统结构的关联性、有序性和整体性。

三、疾病防治的独特作用和主导作用

脊柱疾病的发生，就是脊柱系统整体稳态性紊乱。整体稳态性来源于生命系统的协同性，包括各层次稳态性之间的协同作用。脊柱先天性自然系统的稳态失衡，来源于后天自然系统各层次稳态性协同作用的紊乱。根据系统整体稳态的规律，我们发掘整理中医传统的非药物疗法的正脊骨牵引调曲技术，并通过科学研究，使之规范化，成为中医整脊独特技术。以此非药物疗法为主要技术的中医整脊学，遵循所创立的"理筋、调曲、练功"三大治疗原则，"正脊调曲、针灸推拿、内外用药、功能锻炼"四大疗法，以及"医患合作、筋骨并重、动静结合、内外兼治、上病下治、下病上治、腰痛治腹、腹病治脊"八项措施的非药物疗法为主的中医整脊治疗学。调曲复位就是改善或恢复脊柱的解剖生理关系，达到对位、对线、对轴的目的。

根据脊柱后天自然系统——脊柱运动力学理论指导形成的中医整脊治疗学，成为脊柱常见病、多发病和慢性病共25种疾病的常规疗法，编进《中医整脊常见病诊疗指南》。更重要的是，中医整脊非药物疗法为主的治疗技术，遵循系统工程的基本定律，即"系统性能功效不守恒定律"，是指系统发生变化时，物质能量守恒，但性能和功效不守恒，且不守恒是普遍的、无限的。其依据是：由物质不灭定律和能量守恒定律可知，系统内物质、能量和信息在流动的过程中物质是不灭的、能量是守恒的，而反映系统性能和功效的信息，因可受干扰而失真、放大或缩小，以至湮灭，故是不守恒的。

脊柱疾病的发生，是后天自然系统整体稳态（性能和功效）失衡，影响到先天自然系统的物质和能量（骨关节结构、神经、血液循环和运动功能）紊乱，进而发生病变。中医整脊学非药物为主的治疗方法，就是调整后天自然系统的性能和功效，维护先天自然系统的物质和能量（不损伤和破坏脊柱骨关节结构等组织），是真正的"道法自然"的独特疗法，也必将在脊柱病诊疗中起到主导作用。

另一方面，中医整脊在研究人类脊柱圆运动规律中，发现青年人端坐1小时后，腰曲消失，颈曲也变小，证明脊柱伤病的主要病因是"久坐"导致颈腰曲紊乱而发生病变，因此提出避免"久坐"，并制订"健脊强身十八式"体操，有效防治脊柱伤病。脊柱健，则身体康。中医整脊学对人类脊柱的研究，在治未病中的主导作用，必将得到充分发挥。

综上所述，《脊柱伤病1000个为什么》丛书将有助于广大读者了解自身的脊柱，以及脊柱健康对人体健康的重要性，进而了解脊柱常见疾病发生和防治的规律，将对建设健康中国、为人类的健康事业做出贡献。

世界中医药学会联合会脊柱健康专业委员会

会长　韦以宗

2018年8月1日

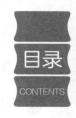

目录

CONTENTS

青年妇女腰胯痛30个为什么

青年妇女腰胯痛30个为什么

1. 为什么叫青年妇女腰胯痛?

答：腰胯部主要分布于腰、胯、髋、股部，其中腰骶部、胯髋部是骨盆的重要组成部分，女性骨盆从生理方面上讲，是胎儿娩出的通道。因妊娠和分娩后骨盆恢复不佳或没有及时恢复，以及日常生活中不科学的用腰、穿高跟鞋等异常生活习惯造成腰椎后关节不稳，腰曲异常，脊柱力学失衡而引发青年妇女腰胯部疼痛。中医整脊学认为，腰胯部位是脊柱圆运动规律中的盆腔圆筒，腰骶关节枢纽所在部位（图1）。盆腔圆筒，腰骶关节枢纽在解剖关系上是承重关节、枢纽关节，易发生病理改变，引发一系列临床症状和疾病。这是青年妇女特有的疾病现象之一，所以称为青年妇女腰胯痛。

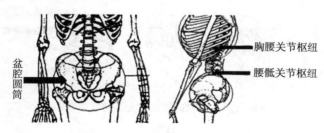

盆腔圆筒

胸腰关节枢纽
腰骶关节枢纽

图1 盆腔圆筒与腰骶关节枢纽示意图

（田新宇、杨书生、王魁胜、牛晓磊、李蔷薇）

2. 为什么孕产后青年妇女常见腰胯痛?

　　答：妊娠期随着下腹部膨隆，下腰段负荷随之增加，进而腰曲加大，腰椎后关节负荷相应明显加剧（剪切力急剧增加），腰骶后关节压力增大，会引起腰骶部疼痛（图2）。特别是在妊娠后期不能平卧，多半卧位、侧卧位，同时受激素的调控，肌肉松弛，骨盆逐渐分开，均易加重后关节的负荷及腰椎力学结构的异常。女性骨盆从生理方面上讲，是胎儿娩出的通道。若在孕妇怀孕及生产后，胎儿及产力的变化会对腰椎骨盆受力不均而旋转移位（图3），骨盆复原的异常，会继发腰椎生理曲度的进一步改变。

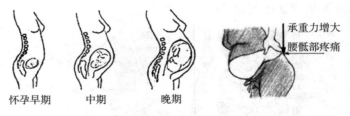

怀孕早期　　中期　　晚期

承重力增大
腰骶部疼痛

下腰段负荷增加而腰曲加大，腰骶部疼痛

图2

产后骨盆的状态　　　　　正常骨盆的状态

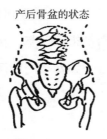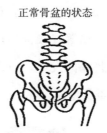

 分娩前后骨盆状态X线片对比示意图

（田新宇、杨书生、王魁胜、王杰、闫佰均）

3. 为什么青年妇女孕产后调理是预防腰胯痛的重要措施?

答：青年妇女在孕期受激素的调控，肌肉松弛，骨盆逐渐分开，易加重后关节的负荷及腰椎力学结构的异常；妊娠后期不能平卧，多半卧位、侧卧位，脊椎某一侧肌肉劳损加剧，腰椎骨盆受力不均而旋转移位，腰椎生理曲度紊乱或者产后骨盆恢复不佳或没有及时恢复，都会引起骶髂关节错缝（图4），从而产生腰胯部位疼痛。

由此，孕产后的青年妇女应该做到以下两点，才能预防腰胯痛：

（1）补益肝肾，养血强筋。中医认为，肝主筋，肾主骨。增强肌肉韧带的力量，让松弛的肌肉及时恢复，让骨盆状态及时恢复到孕前生理状态。

（2）根据腰椎和骨盆的状态进行功能锻炼和整脊调理，让骶髂关节错缝或腰椎生理曲度紊乱得到调整，从而从根本上预防腰胯痛的发生。所以说，青年妇女孕产后调理是预防腰胯痛的重要措施。

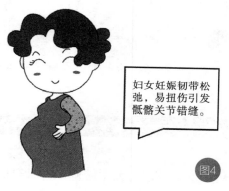

妇女妊娠韧带松弛，易扭伤引发骶髂关节错缝。

图4

（田新宇、杨书生、杜旭召、王公社、贾润霞）

4. 为什么骶髂关节错缝是青年妇女常见的腰胯痛?

答：骶髂关节错缝是导致青年妇女腰胯痛主要病因之一，青年妇女易发生骶髂关节错缝，这与青年妇女的生理特点和生活习惯有关（图5）。

（1）青年妇女穿高跟鞋，易引起骶髂关节损伤。骶髂关节是呈S状，多个牙槽形结构，靠骶髂韧带稳定，穿高跟鞋后，骶骨向后而回弹力失衡，导致关节错缝，刺激骶丛神经，导致腰胯痛，痛连下肢窜痛。

（2）坐姿不正。因为人体在坐位时，主要是两个坐骨接触板凳。坐骨是髂骨的延伸部位。有些青年妇女喜欢坐位时跷二郎腿，这样就造成单侧的坐骨（髂骨）承受上半身的

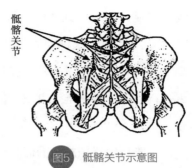

图5 骶髂关节示意图

重力，久而久之，骶髂关节的韧带在肌肉的张力下降，弹力减退，骶骨与髂骨的耳状关节在外力及其他致病因素作用下，超出生理活动范围，使耳状关节面产生移位而不能自行恢复，该关节内外力学平衡失调和相关软组织损伤，导致骶髂关节错缝，并出现临床症状。

（3）孕产妇妊娠期骨盆增大，相应骶髂关节韧带舒张，产后休息不好，骶髂韧带弹力未能很好恢复，容易造成骶髂关节错缝，所以骶髂关节错缝是青年妇女常见的腰胯痛。

（田新宇、杨书生、陈金梯、牛晓磊、赵林灿）

5. 为什么孕产后青年妇女不宜穿高跟鞋？

答：高跟鞋可使人体躯干重心前移，在下肢应力作用下，产生臀部翘起，胸部往前的"翘臀突胸"效果，使人体的曲

线更明显，因此，到 20 世纪，几乎所有女性都以穿高跟鞋为"时尚"。然而，这种非人体正常的"曲线"（图 6），往往会影响到人体的力学平衡。我国著名的整脊专家韦以宗教授从事骨科临床科研已半个世纪，他认为，高跟鞋适合于青春期妇女，但到 30 岁后的中年妇女，不应再穿高跟鞋了。穿高跟鞋之后，骶骨向后翘起，而骶骨与髂骨组成的骶髂韧带，在怀孕时张力增加，骨盆扩大，产后如休息欠佳，则骶髂韧带修复不平衡。而骶髂关节是呈 S 状，多个牙槽形结构，靠骶髂韧带稳定，穿高跟鞋后，骶骨向后而回弹力失衡，导致关节错缝，刺激骶丛神经，导致腰胯痛，痛连下肢而发生窜痛（图 7）。此症

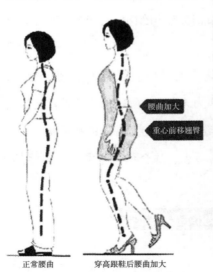

正常腰曲　　　　　穿高跟鞋后腰曲加大

腰曲加大

重心前移翘臀

图6

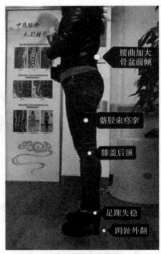

腰曲加大
骨盆前倾

髂胫束痉挛

膝盖后顶

足跟失稳

踇趾外翻

穿高跟鞋带来的弊端

图7

的特点：不能平躺，翻身困难，疼痛跛行（一脚有力，一脚无力），下肢长短不对称，髂嵴高低不平衡，严重影响工作。

（田新宇、杨书生、牛晓磊、王杰、周子朋）

6. 为什么青年妇女腰胯痛会引起月经紊乱和痛经？

答：劳损、外伤等致病因素使脊柱力学平衡失稳，腰椎椎曲紊乱继而导致腰骶关节轻度位移，造成脊源性月经紊乱症。脊源性月经紊乱症现代医学称之为"痛经""月经不调"。

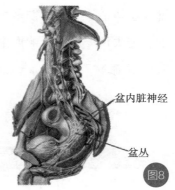

盆内脏神经

盆丛

图8

脊源性月经紊乱症是指由于颈、胸、腰、骶椎病损（排序紊乱、曲度改变、侧弯等）引起的子宫异常出血、疼痛，表现为月经期腹痛、腰痛，或周期、经期、经量、经色、经质等发生异常的病理表现。

紧贴髂骨关节面的梨状肌受到牵拉或炎症刺激，导致靠近梨状肌的盆交感神经丛受到刺激，使盆交感神经丛发出支配子宫的交感神经支长期处于兴奋状态（图8）。

这样，一方面使子宫的平滑肌及内膜长期处于收缩状态；

另一方面使支配子宫内股的螺旋动脉痉挛收缩。在两种因素的作用下，子宫内膜组织缺血、坏死、脱落而导致月经周期提前。到后期，兴奋的交感神经转为抑制，副交感神经兴奋，子宫螺旋动脉扩张，子宫平滑肌、内膜松弛，而使月经周期推后。

再则，腰丛及盆交感神经丛受到刺激，可能产生反射，刺激大脑皮质，可引起自主神经功能紊乱，通过其对丘脑下部及垂体的正、负反馈两种作用，使垂体、肾上腺、甲状腺的功能失调，从而影响血中雌激素和孕激素含量的调节而使月经不调。

（牛晓磊、贾润霞、王杰）

7. 为什么青年妇女腰胯痛病人会出现长短脚？

答：造成青年妇女腰胯痛病人出现长短脚（图9）主要有以下几种情况：

一是腰椎侧弯。此时腰椎必然旋转反向侧弯，在腰大肌、腰方肌、髂腰韧带的作用下，一侧髂骨旋转上升，腰大肌刺激闭孔神经致股内收肌群痉挛，股骨内收短缩，加剧一侧髂骨上移，下肢短缩（图10）。

二是骶髂关节错缝。突然滑倒，单侧臀部着地，地面的

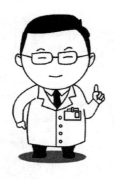

正常俯卧位两下肢等长

腰胯痛会造成长短脚　图9

反冲外力沿坐骨结节向上传导，上身重力向下冲击，二力集中在骶髂关节上，迫使髂骨向上向内移错（图11）；或使单下肢突然负重，剪力作用于骶髂关节，如打球、跳高、单足失足等，都可以使骶髂关节过度前后旋转，髂骨遭受向上向内的外力而引起错缝。若妇女妊娠晚期和产后早期，由于女性在生理上的特点，此关节的活动范围增加，到妊娠最后3个月尤为显著，分娩后3～5

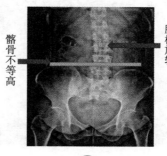

髂骨不等高　腰椎旋转

图10

个月可完全恢复。在不正常的体位上扭转、牵拉、挫碰等，亦可引起本病。伤后轻微者，可自行复位。重者可导致有关韧带松弛或撕裂，使关节处于不稳状态，当负重时便有加重错位的可能。

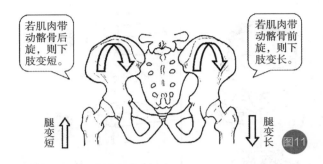

若肌肉带动髂骨后旋，则下肢变短。

若肌肉带动髂骨前旋，则下肢变长。

腿变短

腿变长

图11

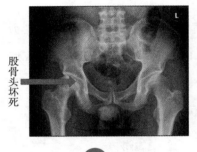

股骨头坏死

图12

三是髋关节疾病。如酒精、激素、外伤等造成股骨头坏死会引起股骨头塌陷，从而造成髋关节间隙变窄引起长短脚（图 12）。

（田新宇、杨书生、王魁胜、牛晓磊、闫伯均）

8. 为什么青年妇女腰胯痛会造成不孕或流产？

答：现代解剖生理学研究，妇女生殖器官、子宫、卵巢等是靠起自骶骨，两髂骨组成的骨盆内壁的韧带来稳定其正常生理功能位置。而生殖系统功能的神经支配，特别是子宫，主要是来自交感神经系统，也有一部分来自脊髓和副交感神经系统。

中医整脊基础理论认为，脊柱轮廓应力是呈平行四边形平衡的，平行四边形的数学法则是对边相等、对角相等。中医整脊学认为，腰椎是脊柱结构力学、运动力学的基础，腰椎椎曲紊乱、侧凸，即可继发胸椎、颈椎的椎曲紊乱、侧弯（图 13）。

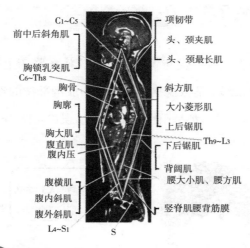

图13 脊柱轮廓矢状面动力平行四边形几何图形及其四维组织

颈交感神经有 3 ~ 4 个神经节，分别是 C_1、C_2、C_3 和 C_6、C_7，特别是颈上神经节（C_1、C_2、C_3），其节后纤维与颈脊神经连接并相互吻合。颈神经损伤，可刺激颈交感神经功能，也可影响到整个交感神经系统，特别是支配生殖系统功能的腰骶丛交感神经的功能。因此，临床上腰椎侧弯引起的腰胯痛，会造成问答 6 中论述的月经紊乱或痛经，月经紊乱后，女子排卵周期也会受影响，从而造成青年妇女的不孕。或者支配子宫的神经和血管一直处于收缩痉挛状态，也使受精卵不能着床而不孕，还有可能受精卵着床不固而流产。

（牛晓磊、贾润霞、王杰）

9. 为什么青年妇女腰胯痛常被误诊为强直性脊柱炎?

答：强直性脊柱炎与青年妇女腰胯痛在临床上都可以出现腰痛，腰骶部不适或隐痛，臀部或腹股沟部位的疼痛不适，体格检查"4"试验都呈阳性，临床上易误诊（图14）。

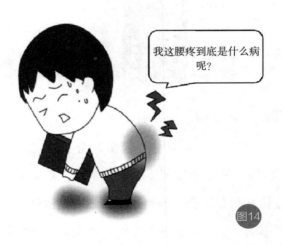

我这腰疼到底是什么病呢?

图14

强直性脊柱炎病程缓慢，病变常从骶髂关节开始，下腰部疼痛、僵硬，休息后减轻，活动后加重，脊柱的骨化僵硬由下向上逐渐发展，形成驼背畸形。X线显示脊柱呈典型的竹节样改变。

从性别上讲，强直性脊柱炎男性多发，腰胯痛多发于女性。从症状上来看，强直性脊柱炎的疼痛特点是休息不能缓解，活动后方能缓解，而骶髂关节错缝是休息能缓解，活动后加重。从X线片上分析，强直性脊柱炎的骶髂关节主要是炎性改变，会出现关节间隙变窄、不规整或者融合；而骶髂关节错缝的骶髂关节改变主要是关节间隙不等宽，还会伴有耻骨联合不等高、双侧闭孔不等大等。

所以，相似的症状往往是青年妇女腰胯痛误诊为强直性脊柱炎的基础。韦以宗教授临床带教中经常说："医生的高明在于诊断。"所以，诊断时一定要抓住相似疾病鉴别的核心环节，否则青年妇女腰胯痛如被误诊为强直性脊柱炎，那治疗更是不着边际了。

（田新宇、杨书生、王魁胜、牛晓磊、闫伯均）

10. 为什么青年妇女腰胯痛常被误诊为腰椎间盘突出症？

答：中医整脊学认为，腰椎椎体位移、旋转继而生理曲度紊乱、腰椎侧弯是腰椎间盘突出症的主要病因，这也是腰胯痛的主要病因之一。临床上都会出现腰椎活动障碍、腰痛、下肢放射性疼痛。单纯骶髂关节错缝很容易与腰椎间盘突出症混淆，特别是一些患者，一旦出现腰胯痛就做 CT 或 MRI，而 CT 或 MRI 往往报告椎间盘突出，在临床上易误诊。

腰椎间盘突出症直腿抬高试验阳性或弱阳性，加强试验阳性，"4"字试验阴性。X 线片有某一椎间隙变窄，椎曲变小甚至消失，椎体旋转、侧弯。CT、MRI 显示椎间盘突出。

骶髂关节错位体格检查：直腿抬高试验阴性，"4"字试验阳性，下肢长短不对称。X 线片可以发现腰曲基本正常，两髂骨不对称或高低不等。

以上通过定义、体格检查（图 15、图 16）、X 线片，可以进行腰椎间盘突出症与单纯腰胯痛的鉴别。

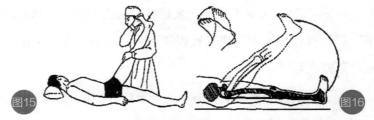

图15　图16

腰椎间盘突出症直腿抬高试验阳性，腰胯痛直腿抬高试验阴性

（田新宇、牛晓磊、贾润霞）

11. 为什么有些青年妇女腰胯痛劳累后加重？

答：劳累会加重腰胯疼痛，这是妇女常见的症状。有的青年妇女劳累后加重主要有两方面的原因：一方面，多因活动时能刺激或压迫神经，造成神经的循环障碍而继发水肿，使已经劳损的肌肉韧带瘀堵不堪、代谢紊乱，尤其是腹腔内脊柱两旁的肌肉更为明显，还会出现挛缩粘连等。另一方面，腰骶关节部滑膜、韧带等卡压，第5腰椎横突肥大撞击，导致骶髂关节分离，假关节部滑囊炎形成等，活动后也可导致腰痛加重。

（杨书生、王魁胜、闫佰均、王杰）

12. 为什么青年妇女腰胯痛会发生在腰、骶、臀等处？且位置不确定？

答：青年妇女腰胯痛会发生在腰、骶、臀等处，且位置不确定，主要是因为腰胯痛的原因不同，疼痛位置也不同。

如果是单纯骶髂关节错位会发生在臀部和腹股沟部位。

如果是腰椎椎曲紊乱，会引起腰背部的疼痛和下肢疼痛。

如果是青年妇女经、带、胎、产、杂生理因素导致身体本虚，再加上风寒湿邪侵袭人体。如久居潮湿之地、涉水冒雨、气候冷热交错，造成人体腠理开阖不利，卫外不固，风寒湿邪乘虚而入，袭入腰部经络，留于筋膜，局部气血痹阻而为痹痛。风邪偏盛者痹痛呈游走性，位置也不确定。

（田新宇、杨书生、王魁胜、牛晓磊、李蔷薇）

13. 为什么有些青年妇女腰胯痛夜间加重?

答：青年妇女腰胯痛夜间加重的原因主要有以下几个方面：

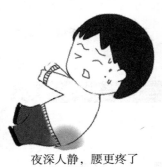

夜深人静，腰更疼了

图17

（1）疼痛是组织损伤或者潜在的组织损伤引起的一种不愉快的主观感受和情感体验。疼痛的感知是有可塑性的，这个阈值也是可以变化的，白天由于有医护人员的悉心治疗，家人的陪伴和照料，人的疼痛阈值会很高。在夜深人静的时候（图17），人对自我关照比较多，人的疼痛阈值会降低，从而显得晚上加重。

（2）中医学认为，肝主筋，肾主骨，青年妇女经、带、胎、产、杂生理因素易致肝肾亏虚，再加上风寒湿邪侵袭人体，易导致寒凝血瘀证。血液只能在常温下才能在血管里运行，如果机体处于寒冷的环境中，血管收缩，血液运行缓慢，血管管径变得狭窄。血瘀证的疼痛，是有形瘀血停积于局部，气血不畅之故，由于夜间血行缓慢，瘀阻更重，故夜间痛甚。

（田新宇、王杰、闫佰均）

14. 为什么青年妇女脊柱侧弯会引起腰胯痛?

答：脊柱侧弯，主要是椎旁肌肉结构和病理改变，特别是椎旁四维肌肉（以腰椎体前部左右各一的腰大肌为前二维，以腰椎体后部左右各一的竖脊肌为后二维）结构和病理改变。腰椎旁四维肌肉中一维或几维肌肉出现病理改变，腰椎受力不平衡，从而出现椎体旋转（图18），腰椎生理曲度变直，正面观腰椎侧弯，为维持中轴平衡，胸椎必然反向旋转侧凸，骶椎形态也随之发生改变，腰骶角异常，骨盆形态发生力学改变，颈椎也与胸椎反向旋转侧凸而颈曲紊乱。整个脊柱的椎曲紊乱又加重了椎旁肌的病理改变。椎旁肌的病理改变既是脊柱侧凸的病理基础，又是病理改变结果。这些椎旁肌肉的起止点大部分就在腰胯部位，所以会造成腰胯疼痛。

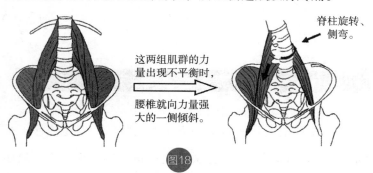

这两组肌群的力量出现不平衡时，

腰椎就向力量强大的一侧倾斜。

脊柱旋转、侧弯。

图18

（田新宇、杨书生、王魁胜、牛晓磊、李蔷薇）

15. 为什么青年妇女腰胯痛会引起小腿麻痹？

答：小腿麻痹是青年妇女腰胯痛常见症状之一，是骶髂关节错缝发生移位压迫骶丛神经和阴部神经引起的症状，一定要及时诊疗（图19）。

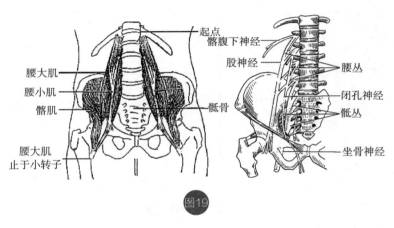

起点
髂腹下神经
股神经
腰丛
闭孔神经
骶丛
坐骨神经
腰大肌
腰小肌
髂肌
腰大肌
止于小转子
骶骨

图19

（田新宇、闫佰均）

16. 为什么青年妇女腰胯痛导致骶髂关节间隙不等宽？

答：腰胯痛是比较常见的青年妇女症状，但是治疗不及时或迁延日久的话会让骶髂关节失去正常的生理结构，致使骶髂关节间隙不等宽。当人体处于直立位时，人体上部躯体的负载主要由骶骨承受，并经其自双侧骶髂关节迅速分散至双下肢。骶髂关节参与了下腰痛及退变性疾患中的许多病理过程。从解剖上看，骶髂关节具有关节所有的结构，是活动关节，较小的活动度可减少生活中的某些应力；从功能上看，它是微动关节，活动有限，从而有助于保持骶骨必要的稳定。这是由骶髂关节所处的特殊解剖位置及其骨与韧带的特殊解剖结构决定的。

（田新宇、闫佰均）

17. 为什么青年妇女腰胯痛会造成X线片见闭孔大小不对称？

答：腰腿痛引起了骨盆的旋转移位，骶髂关节错缝，所以在拍X线片时出现了闭孔大小不对称（图20）。

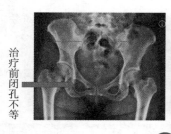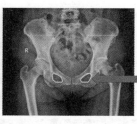

治疗前闭孔不等

治疗后闭孔大致相同

图20

（田新宇、闫佰均）

18. 为什么青年妇女腰胯痛会出现骨盆 X 线片耻骨联合不等高?

答：在孕、经、产期的妇女，其内分泌改变，使耻骨联合周围韧带松弛，这时若遇轻微外力即可导致耻骨联合分离。X 线照片可见耻骨联合间距离明显增宽，超过 5mm，有的可达 10~15mm，并有上下错位现象（图 21）。

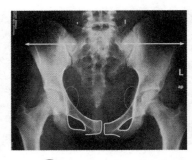

图21 耻骨联合不等高

骶髂关节错缝临床十分常见，特别是女性，因其骨盆较为宽大，加上腰胯痛、生产及外力等因素，错位就更容易发生。所以，青年妇女腰胯痛会引起骨盆 X 线片耻骨联合不等高。

（田新宇、闫佰均）

19. 为什么青年妇女腰胯痛要照腰椎正侧位、双斜位和骨盆 X 线片?

答：中医整脊学在治疗青年妇女腰胯痛时，要照腰椎正侧位、双斜位 X 线片。

主要原因有以下几点：

（1）X 线片拍的是腰椎或脊柱的整个排列状况，能看出是哪一个骨关节偏离正常位置及其方向、程度，然后确定矫正的方向和力度。也就是说，X 线片能看出椎间盘突出的发病原因。

（2）中医整脊使用 X 线片，则主要针对非手术矫正，必须找出病因，治病求本。通过系统整体治疗使脊柱骨关节复位，对位、对线、对轴，帮助恢复脊柱正常的生理解剖关系和生物力学的动态平衡，从根源上解决问题。

（3）人体脊柱卧位及站立位完全不一样，卧位无地心引力，所以其排列与站立位不一样。例如腰椎侧弯，如果是卧位可能是 15°，而站立位可能是 30°。因此，正确判断脊柱骨关节序列关系，必须是站立位 X 线片才能正确显示。

（4）除了可以通过 X 线片排除肿瘤、结核等腰椎骨病外，还有很多内容。例如，通过正位片就可以观察脊椎左右是否对称（椎体高度两侧是否相等），椎体间上下相互吻合度是否良好，看棘突是否居中和脊柱侧弯的情况，通过侧位片能显示腰椎曲度的情况，还可以清楚地看到椎体位移的程度，而左右斜位片则能观察到椎弓峡部是否有退变、断裂的情况

（图 22a、图 22b）。

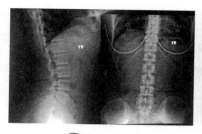
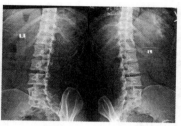

图22a　腰椎正侧位　　　　图22b　腰椎双斜位

（5）骨盆平片可以清楚地看到骨盆如何旋转和骶髂关节腔和闭孔的大小（图 22c）。

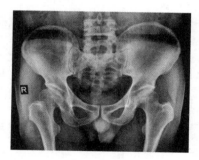

图22c　骨盆X线片示髂骨旋转高低不对称、闭孔大小不等

（田新宇、杨书生、王魁胜、牛晓磊、李蔷薇）

20. 为什么有些青年妇女腰胯痛会造成弹响髋？

答：韦以宗教授指出，腰椎侧弯而致骨盆旋转倾斜错位，骨盆力学失衡，导致阔筋膜张肌和髂胫束纤维组织增厚、挛缩而发生弹响。治疗上必须以正骨调曲纠正腰椎侧弯、恢复腰曲为首要任务，要通过纠正腰椎侧弯及椎曲改变来进一步调整骨盆旋转倾斜，而不是只见树木不见森林，只顾调整骨盆。只有这样，方能阻断引起阔筋膜张肌和髂胫束增厚挛缩的病理环节，从根本上解决弹响髋的问题。

（田新宇、杨书生、王魁胜、牛晓磊、李蔷薇）

21. 为什么青年妇女腰椎生理曲度变直会引起慢性腰胯痛?

答：腰椎的病变主要是椎旁肌肉结构和病理改变，特别是椎旁四维肌肉（以腰椎体前部左右各一的腰大肌为前二维，以腰椎体后部左右各一的竖脊肌为后二维）结构和病理改变。腰椎旁四维肌肉中一维或几维肌肉出现病理改变，腰椎受力不平衡，从而出现椎体旋转，腰椎生理曲度变直（图23）。正面观腰椎侧弯，为维持中轴平衡，胸椎必然反向旋转侧凸，颈椎也与胸椎反向旋转侧凸而出现颈曲紊乱。人站立或坐位时，因上半身重量可导致腰胯部力学失衡，关节错位，刺激神经而引起腰胯痛。

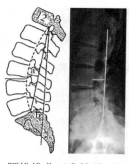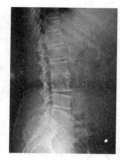

腰椎椎曲正常情况下弓顶距离 a 应在 1.8~2.2cm 之间,
曲度变直, 会小于 1.8cm

（杨书生、王魁胜、牛晓磊、闫佰均）

22. 为什么中医整脊能够治疗青年妇女腰胯痛?

答：正如问答 7、12、13 中所述, 引起腰胯痛的原因主要是腰椎椎曲紊乱或腰椎侧弯、骶髂关节错缝、体虚后风寒湿邪乘虚而入等。而中医整脊治疗学中的理筋、调曲、功能锻炼三大原则是相互联系、密不可分的整体, 所以可以治疗青年妇女腰胯痛（图 24）。

第一步理筋：以膏药、热敷、中频、针灸、熏蒸、推拿、骨空针等舒筋活络, 活血化瘀, 调压松筋, 松解粘连, 改善组织新陈代谢, 迅速缓解痉挛和疼痛, 消除症状。

第二步调曲：以"四维整脊治疗仪"为依托，通过"四维悬吊牵引"，使位移的椎体得到复位，再辅以十大正脊骨法等中医整脊治疗手段，可使紊乱的椎曲得到改善、恢复，达到"筋柔骨正"，从而对疾病进行对因治疗。

第三步练功：功能锻炼是指分别锻炼相关的肌肉韧带和关节，使已受损的部位通过自我调节进行恢复和改善，未受损的部位加强协调统一，达到力的平衡。在实质上就是发挥脊柱"肌肉夹板"的作用，如骨折治疗采用夹板固定骨折部位一样，对脊柱骨关节起静态和动态"固定"作用。

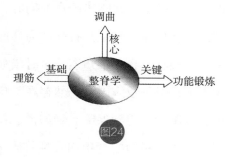

真正理解掌握好整脊学中的三大原则

图24

（田新宇、牛晓磊）

23. 为什么中医整脊治疗青年妇女腰胯痛不易复发？

答：中医整脊的治疗特色就是在以人为本的前提下，运用物理性治疗方法，恢复和改善脊柱各段生理曲度，使各节段椎体受力达到生理平衡，从根本上解决椎曲紊乱问题，使移位的椎体复位。中医整脊以"提高脊柱病康复率、减少脊柱病手术率、降低脊柱病复发率、杜绝脊柱病致残率"为目标，进行脊柱劳损病的治疗，特别是对于脊柱四大疑难病症（颈腰椎管狭窄症、颈腰椎间盘突出症、腰椎滑脱症和青少年脊柱侧弯症），有显著疗效。

现代中医整脊学不是把治病当成治疗脊柱劳损病的目的，而仅仅是医学行为的一种体现，或者说是一种手段。中医整脊学不是为症而治，亦不是为追求医学指标正常而治，而是在关切病人诉求的基础上，在临床治愈的同时，尽量消除病人的致病因素，维持生命的健康。打破"为病而治，医跟病走，药随医来"的现状，我们都知道很多时候症状虽然能消除，达到临床治愈，但是致病因素仍然存在，疾病会卷土重来，生活质量和健康无法得到保障。譬如说，在临床上腰椎椎曲紊乱引起骶髂关节错缝的青年妇女腰胯痛病人，仅通过手法纠正骨盆后，很多病人的症状暂时得以缓解，但是一直立或者劳动，疾病就会卷土重来，生活质量和健康无法得到保障。

（田新宇、牛晓磊）

24. 为什么有些青年妇女腰胯痛要用牵引调曲法？

答：有些青年妇女腰胯痛会因为骨盆的旋转移位合并脊柱侧弯、椎曲变直反弓而造成长短腿问题。腰椎椎体旋转→倾斜→椎间孔位移、椎间盘突出→刺激神经根→腰大肌痉挛→波及髂腰肌痉挛、股内收肌痉挛→腰椎侧弯、骨盆倾斜、下肢内收。这才是大多数骨盆旋转移位、长短腿的病因病理，也是纠正腰椎侧弯才能纠正骨盆倾斜和下肢短缩的依据所在。

而纠正腰椎侧弯和腰椎椎曲紊乱，必须以"四维整脊治疗仪"为依托，通过采取"过伸悬吊牵引"充分调动腰大肌对脊柱的伸展应力，使位移的椎体得到复位，再辅以手法正骨等中医整脊治疗手段，可使紊乱的椎曲得到改善、恢复。

（杨书生、王魁胜、牛晓磊、李蔷薇）

25. 为什么慎用旋扳法治疗青年妇女腰胯痛？

答：旋扳法（图25）是治疗青年妇女腰胯痛一种常见方法，在广大人民群众中的接受度非常高，具有舒适、效果确切的优势，对常见的各种"腰痛"确实有效。但对于脊柱曲度不好，有腰椎滑脱症趋势的病人，盲目按摩正骨则可能会引发严重的后果。部分腰胯痛病人因为存在骨性结构的改变（包括椎弓根的断裂或表面骨裂），在不完全清楚病情的情况下，盲目地按摩可能存在按压手法过重，引发病变腰椎移动，使得腰椎更加的不稳定，病情加重。正骨手法需要瞬间发力扳动腰椎，与操作者对疾病的判断以及手法习惯有很大的关系。所谓"盲目"，一是没有影像学检查，二是没有对疾病的准确判断，三是非专业医疗人员操作。以上情况都有可能因为治疗不当直接损伤或者破坏椎弓根，导致峡部骨折，加重腰胯痛甚至出现更加严重的症状。在临床上，也确实会碰到因为盲目按摩正骨导致严重后果的案例。

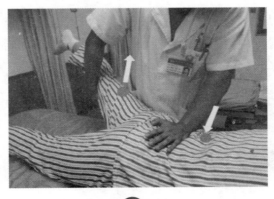

图25

（杨书生、王魁胜、牛晓磊、陈金梯）

26. 为什么腰椎侧弯的青年妇女腰胯痛必须行四维牵引调曲疗法?

答: 有些青年妇女腰胯痛是因为腰椎旋转、侧弯及曲度紊乱引起的, 下肢悬吊牵引法是俯卧在脊柱四维治疗仪上, 双下肢悬吊, 通过胸腔圆筒、盆腔圆筒对胸腰枢纽、腰骶枢纽施力, 调整脊柱轮廓应力、四维平衡力, 恢复腰椎椎体旋转、侧弯和曲度、腰骶角, 从而治疗腰椎侧弯导致的青年妇女腰胯痛 (图26)。

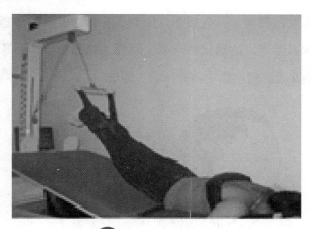

图26 以宗四维调曲牵引法

(田新宇、杨书生、王魁胜、牛晓磊、李蔷薇)

27. 为什么青年妇女腰胯痛外敷中药有疗效？

答：劳作汗出当风，衣着单薄，或冒雨着凉，或暑夏贪凉，腰府失护，寒、湿之邪乘虚侵入，阻滞经脉，气血运行不畅而发腰痛。寒为阴邪，其性收敛凝闭，侵袭肌肤经络，郁遏卫阳，凝滞营阴，以致腰府气血不通。对于这一类腰胯痛患者，可通过热敷中药，把活血化瘀、温经通络、祛风除湿类药物有效配伍，有效成分溶出形成药物治疗体系，含有多种生物碱、苷类、植物抗生素、鞣质和各种微量元素及芳香类挥发性物质，可直接通过肌肤、孔窍、经穴的渗透、吸收而深入腠理，达到化瘀止痛、除湿通络的功效，故这一类青年妇女腰胯痛热敷中药有疗效（图 27）。

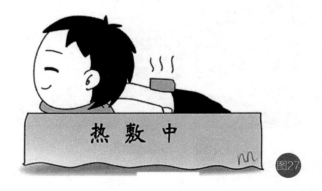

热 敷 中

图27

（田新宇、杨书生、王魁胜、牛晓磊、李蔷薇）

28. 为什么有些青年妇女腰胯痛用针灸、外敷药物治疗效果不佳?

答:针灸与外敷药物是治疗脊柱劳损疾病常用的方法,具有很好的群众基础,许多"腰痛"病人是很乐意接受的。从传统中医理论而言,针灸以疏经通络、调节阴阳为目的,中药热敷是把活血化瘀、温经通络、祛风除湿类药物有效配伍,在基于中医辨证的基础上应用,对于多数青年妇女腰胯痛患者是有效的。

目前临床上普遍的认识是,对于"功能性病变",针灸可以松弛紧张的肌肉,改善血液循环,消除疼痛感,但对于腰椎曲度紊乱这种"结构性病变"则很难改变,针灸在治疗此类腰胯痛的过程中可以作为一种很好的辅助手段,用以改善局部气血运行状态,疏通背部经络,降低关节内压力,解除肌肉紧张,缓解疼痛症状。但是,无法通过针灸直接调整腰椎曲度,或是改变腰椎结构位置。而遵循韦以宗教授在《中医整脊学》中提出脊柱劳损病"理筋、调曲、练功"的治疗原则,通过中医整脊的系统治疗后,很多腰胯痛的患者可以复位而达到消除临床症状的目的。

(田新宇、杨书生、王魁胜、牛晓磊、李蔷薇)

29. 为什么青年妇女腰胯痛治疗后功能锻炼方式不一样?

答：青年妇女腰胯痛治疗后要根据病人腰椎生理曲度辨证进行锻炼，因为腰椎生理曲度加大或减小都会导致腰胯痛，所以锻炼要有针对性，不是一概而论。当腰椎曲度增大时，以锻炼腹肌为主；当腰曲减小时，以锻炼背肌为主（图28）。

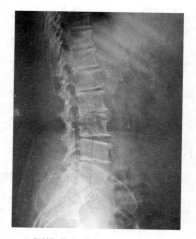 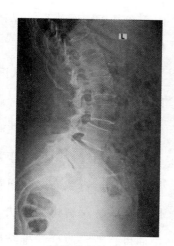

腰椎曲度消失、变直　　　　　　　腰椎曲度加大

图28

在整脊临床上，维系脊柱的肌肉韧带就是脊柱骨关节的"夹板"。而"肌肉夹板"必须在相互平衡的基础上，才能对

脊柱骨关节起"固定"作用。因此，整脊医师必须十分清楚地了解，导致脊柱骨关节不稳定的肌肉是什么，如此才能正确运用"肌肉夹板"对脊柱骨关节的稳定。

（田新宇、杨书生、王魁胜、牛晓磊、李蔷薇）

30. 为什么点头哈腰式、剪步转盆式、床上起坐式能防治青年妇女腰胯痛？

答：脊柱周围肌群不仅有活动脊柱功能，还有支撑躯干的负重功能。因长期坐位、姿势不正，易损伤脊柱周围的肌肉，或受风寒损伤，逐步出现肌肉劳损，继发椎间隙变窄、后关节腔变窄。因肌肉支撑力减弱而压力升高，椎间盘、关节软骨受高张压而变性退化，椎骨排列紊乱、旋转、侧弯，椎曲改变而刺激或卡压脊髓、神经，出现腰胯痛。

点头哈腰式可锻炼腹部肌肉，如腹直肌、腹内斜肌、腹外斜肌、腹横肌均与髂腰肌相连，与脏器形成腹内压而维持腰椎平衡（图29）。

腰椎屈肌——腰大肌在腹腔后下连腿部内收肌群，止于股骨小转子。长期坐位，腹肌、腰大肌容易松弛，维系力减弱，导致腰椎不稳。另一方面，下肢外展之阔筋膜张肌因劳

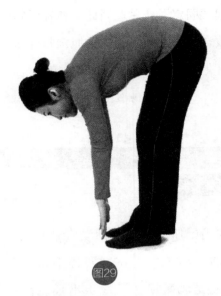

图29

损而导致臀上皮神经卡压，进而出现疼痛。

剪步转盆式（双下肢交叉运动）主要运动内收肌群及腹肌群，消除疲劳，使髂腰肌、阔筋膜张肌的粘连可松解，缺血可改善，恢复下肢内收外展及腰部屈伸肌力平衡。

腰椎的稳定，后靠竖脊肌，前靠腹肌及腹内压。肥胖者腹肌松弛，腹内压减低，腰椎椎曲可增大而导致椎间盘退化、小关节退化、崩解、腰椎滑脱。

床上起坐式可锻炼腹肌及腹内压，使竖脊肌维持对腰椎的力平衡（图30）。

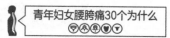

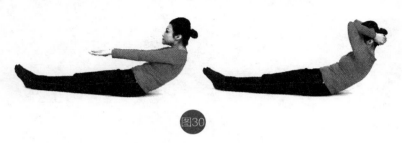

图30

（田新宇、王魁胜、牛晓磊、李蔷薇、王公社）